Paleo-diät Für

Einsteiger

Die ultimative Anleitung für Anfänger zum Paleo-Diätplan - Bewährte Rezepte zum Abnehmen und Gesundwerden mit dem modernen Paleo-Diät-Mahlzeitplan.

(Inklusive über 30 einfache & leckere Rezepte)

Von *Simone Jacobs*

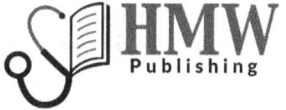

Für weitere tolle Bücher besuchen Sie uns:

HMWPublishing.com

Ein weiteres Buch kostenlos herunterladen

Ich möchte mich bei Ihnen für den Kauf dieses Buches bedanken und Ihnen ein weiteres Buch (genauso lang und wertvoll wie dieses Buch), „7 Fitnessfehler, von denen Sie nicht wissen, dass Sie sie machen", völlig kostenlos anbieten.

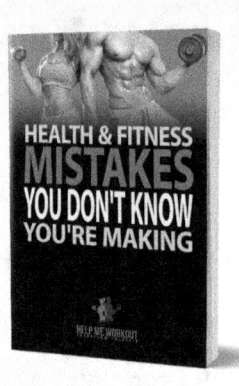

Klicken Sie auf den untenstehenden Link, um sich anzumelden und es zu erhalten:

www.hmwpublishing.com/gift

In diesem Buch werde ich die häufigsten Gesundheits- und Fitnessfehler aufschlüsseln, die Sie wahrscheinlich gerade begehen, und ich werde aufzeigen, wie Sie sich leicht in die beste Form Ihres Lebens bringen können!

Zusätzlich zu diesem wertvollen Geschenk haben Sie auch die Möglichkeit, unsere neuen Bücher kostenlos zu bekommen, an Gewinnspielen teilzunehmen und andere wertvolle E-Mails von mir zu erhalten. Besuchen Sie den Link, um sich anzumelden:

www.hmwpublishing.com/gift

Inhaltsverzeichnis

Einführung 7

Kapitel 1: Die Paleo-Diät 101 10

Herkunft und Philosophie 10

Kapitel 2: Vorteile der Paleo-Diät 14

Kapitel 3: Das Problem mit der aktuellen amerikanischen ERNÄHRUNG 21

Probleme mit der Standard American Diet (SAD) 21

Kapitel 4: Ihr einfacher Paleo-Lebensmittelführer 28

Zu vermeidende Lebensmittel 28

Lebensmittel zum Essen 32

Kapitel 5: Den Schritt Wagen: Ihre 30-tägige Herausforderung 35

Kapitel 6: Fantastische Paleo-Rezepte 40

Frühstück 40

Süßkartoffel-Spiralen-Waffel mit Kürbisgewürz 40

Gebackenes Kartoffelpüree und Eier 45

Omeletts mit Speck und Avocado 47

Menemen 49

Wurstauflauf zum Frühstück 51

Paleo.Schoko-Waffeln 53

Gebackene Eier und Speck 55

Hauptgerichte 57

Steak und Chimichurri-Sauce ... 57

Hamburger-Steaks mit gebratenen Pilzen ... 59

Honigglasierter asiatischer Lachs ... 62

Paleo-Lasagne aus dem Slow-Cooker ... 64

Süßkartoffel-Nudeln mit Buffalo-Chicken-Alfredo überzogen 69

Paleo-Chow-Mein ... 71

Pikantes Rindfleisch mit Bokchoy ... 74

Zucchini-Pasta mit Speck und Basilikum ... 76

Süßkartoffel- und Hühnereintopf ... 78

Gefüllte Paprika mit Wurstfüllung ... 80

Gepfefferte Garnelen ... 83

Teuflisches knuspriges Huhn ... 85

Avocado- und Hühnersuppe ... 87

Jambalaya-Suppe ... 89

Snacks ... 91

Schoko-Chip-Cookies mit Speck ... 91

Speck-Kürbissuppe ... 93

Würzige Jicama-Pommes in Schnürsenkelform ... 96

Schneller Maissalat ... 98

Leicht zu backende Grünkohl-Chips ... 100

Gurken-Heidelbeer-Smoothie ... 102

Gebackene Apfel-Chips ... 103

Getreidefreie Brownie-Happen ... 105

Quinoa-Gemüse-Salat 107

Smoothie mit Minze, Gurke und grüner Apfel 110

Grünkohl-Birnen-Smoothie 111

Schlussworte **112**

Über den Co-Autor **114**

Einführung

Ich möchte mich bei Ihnen bedanken und Ihnen zum Kauf des Buches „Paleo-Diät" gratulieren. Dieses Buch enthält bewährte Schritte und Strategien, wie Sie gesund werden können, wenn Sie der wunderbaren Welt der Paleo-Diät folgen. Es enthält nützliche Informationen darüber, wie Sie diesen Essstil verfolgen und beginnen können. Es gibt viele Bücher und Diäten auf dem Markt, die weiterhin behaupten, dass sie Ihnen beim Abnehmen oder bei der Gesunderhaltung helfen können. Allerdings sind nicht alle von ihnen effektiv, hilfreich oder leicht zu befolgen. Sich dafür zu entscheiden, gesund zu sein und ein langes Leben zu führen, ist nie zu spät. Sie sind der einzige, der diese Entscheidung trifft, um Ihr Leben zum Besseren zu verändern, und Sie sind auf dem richtigen Weg. Wenn Sie dieses Buch in der Hand halten, herzlichen Glückwunsch! Sie gehören jetzt zu den Millionen von Menschen, die die lebensverändernden Vorteile der Paleo-Diät erleben möchten. In diesem Buch erhalten Sie ein vertieftes Wissen über diese Diät funktioniert. Erfahren Sie, welche Vorteile es hat, wie Sie mit der Diät beginnen und sie für sich arbeiten lassen, und vor allem, wie Sie sie zu Ihrem Lebensstil machen.

Denken Sie immer daran, dass es bei allem, was Sie tun, immer wichtig ist, entschlossen und geduldig zu sein, um bei jedem Ziel erfolgreich zu sein. Fangen Sie gleich an und ergreifen Sie Maßnahmen. Begeben Sie sich auf eine glückliche und nahrhafte Paleo-Reise! Nochmals vielen Dank, dass Sie sich für dieses Buch entschieden haben. Ich hoffe, es gefällt Ihnen!

Außerdem empfehle ich Ihnen, sich für unseren E-Mail-Newsletter anzumelden, um über neue Buchveröffentlichungen oder Werbeaktionen informiert zu werden. Sie können sich kostenlos anmelden und erhalten als Bonus ein kostenloses Geschenk: unser Buch *„Gesundheits- und Fitnessfehler, von denen Sie nicht wissen, dass Sie sie machen"*! Dieses Buch wurde geschrieben, um zu entmystifizieren, die wichtigsten Vor- und Nachteile aufzudecken und Sie endlich mit den Informationen auszustatten, die Sie benötigen, um sich in der besten Form

Ihres Lebens zu befinden. Aufgrund der überwältigenden Menge an Fehlinformationen und Lügen, die von Magazinen und selbsternannten „Gurus" erzählt werden, wird es immer schwieriger, zuverlässige Informationen zu erhalten, um in Form zu kommen. Im Gegensatz zu dutzenden von voreingenommenen, unzuverlässigen und nicht vertrauenswürdigen Quellen, um Ihre Gesundheits- und Fitnessinformationen zu erhalten. In diesem Buch ist alles aufgeschlüsselt, was Sie brauchen, um in kürzester Zeit Ihre gewünschten Fitnessziele zu erreichen.

Um sich für unseren kostenlosen E-Mail-Newsletter anzumelden und ein kostenloses Exemplar dieses wertvollen Buches zu erhalten, besuchen Sie bitte den Link und registrieren Sie sich jetzt: www.hmwpublishing.com/gift

Kapitel 1: Die Paleo-Diät 101

Paleo hat sich von einem bloßen Namen entwickelt. Es ist viel mehr als nur eine „Modediät", denn es ist ein moderner und gesunder Lebensstil geworden. Es geht darum, den Körper mit natürlichen Lebensmitteln zu versorgen, die frei von Chemikalien und anderen gesundheitsschädlichen Zusatzstoffen sind. Es ist auch bekannt als die Altsteinzeit-Diät oder die „Höhlenmensch"-Diät, eine Art zu essen, bei der der Schwerpunkt in erster Linie auf Lebensmitteln liegt, die unsere Vorfahren in der Anfangszeit gegessen haben.

Herkunft und Philosophie

Die Geschichte der Paleo-Diät reicht zurück, als der Mensch begann, Obst, Nüsse und Gemüse zu sammeln und nach Tieren zu suchen, um sich selbst zu ernähren. Es gibt keinen bestimmten „Begründer" der Paleo-Diät, weil sich der Mensch seit Millionen und Abermillionen von Jahren weiterentwickelt und verändert hat. Diese Diät wurde jedoch in den 1970er Jahren von einem Gastroenterologen namens Walter L. Voegtlin populär. Er war einer der allerersten Gläubigen, dass diese Diät die Gesundheit und das Wohlbefinden verbessern könnte. Er schrieb 1975 das Buch „Steinzeitdiät: Basierend auf eingehenden Studien der menschlichen Ökologie und der Ernährung des Menschen".

Frühe Menschen pflegten natürliche Lebensmittel aus der Ernte zu kultivieren. Während sich der Mensch im Laufe der Jahre weiterentwickelt hat, hat sich die Nahrungsmittelproduktion radikal verändert, da die Bevölkerung gewachsen ist. Die Einführung von Chemikalien bei der Herstellung von Lebensmitteln, die Verabreichung von Arzneimitteln an Tiere und Pestizide auf Böden und Lebensmittel sind nur einige Beispiele für die Industrialisierungsära, in der wir heute leben.

Wenn der Mensch nicht daran gewöhnt war, solche Lebensmittel zu sich zu nehmen, bedeutet dies, dass dieses innovative System der Lebensmittelproduktion nicht unbedingt gesund für den Körper ist. Die Frage ist jedoch, warum wir diese Art von Lebensmitteln so lange gegessen haben, aber nichts schien mit uns falsch zu sein?

Das stimmt leider nicht! In der Tat gibt es Studien und ausreichende Beweise dafür, dass der Verzehr von Milchprodukten, Getreide und vielen verarbeiteten Lebensmitteln zu vielen Krankheiten wie rheumatoider Arthritis, Typ-2-Diabetes, Herzkrankheiten, Morbus Crohn, Multipler Sklerose, Krebs und vielen anderen Krankheiten führt. Und aufgrund dieses alarmierenden Ergebnisses möchte Ihnen die Paleo-Diät eine neue Lebensweise beibringen - ein gesundes und glückliches Leben. Zurück zu den Grundlagen und üben sauberes Essen - Lebensmittel, die unverarbeitet, einfach und natürlich sind. Paleo möchte, dass Sie Ihre Ernährungsgewohnheiten verbessern und Ihnen so dabei helfen, Giftstoffe im Körper loszuwerden und das Risiko schädlicher Krankheiten zu minimieren.

Schauen Sie es sich einfach an: Unsere Vorfahren essen Vollwert- und Naturkost und machen sie so gesund, nicht übergewichtig, voller Energie und ziemlich sportlich. Heute werden Sie feststellen, dass viele Menschen Gewichtsprobleme haben, extrem gestresst sind, unter

Schlafmangel leiden und viele andere Probleme haben. Die Paleo-Diät möchte all diese Dinge ändern – dies ist eine Bemühung, die Art und Weise, wie Menschen essen und einen gesunden Lebensstil annehmen, zu verbessern.

Kapitel 2: Vorteile der Paleo-Diät

Die Paleo-Diät bietet vielen Menschen viele gesundheitliche Vorteile. Bei der Beobachtung mit Menschen, die sich mit dieser Diät beschäftigten, bestätigten viele, dass sie innerhalb weniger Wochen nach deren Befolgung mehr Energie hatten. Nach einigen weiteren Wochen zeigten sich zusätzliche Vorteile wie die Entwicklung eines schlankeren Körpers und Gewichtsverlusts. Dies sind die Gründe, warum es ratsam ist, diese Diät genau zu befolgen, damit Sie einen großen Unterschied in Ihrem Leben feststellen können. Lesen Sie weiter und sehen Sie, welche Vorteile Ihnen die Paleo-Diät bringen kann.

- **Gewichtsabnahme**

    Das folgt einer kohlenhydratarmen Diät. Wenn Sie verarbeitete Lebensmittel aus Ihrer Essgewohnheit entfernen, gewinnen Sie mehr Kraftstoff, um Gewicht zu verlieren.

- **Mehr Muskeln im Körper und weniger Fett**

Fleisch ist eine der besten Proteinquellen und Proteine sind geeignet, um für den Aufbau neuer Zellen verwendet zu werden, die beim Aufbau von Muskelmasse helfen können. Je mehr Muskeln Sie haben, desto schlanker werden Sie, und desto größer sind die Chancen, diese unerwünschten Fette zu verbrennen, die im Körper passieren können und Ihren Stoffwechsel erhöhen.

- **Kontrollierter Blutzuckerspiegel**

Wenn Sie die Paleo-Diät einhalten, enthält sie keinen raffinierten Zucker. Daher ist es für Sie natürlicher, Ihren Blutzuckerspiegel zu überwachen, insbesondere, wenn Sie bereits in Gefahr sind, vor Diabetes zu erkranken. Wenn Sie jedoch an Diabetes leiden, konsultieren Sie am besten Ihren Arzt, bevor Sie diese Diät einhalten.

- **Sich den ganzen Tag über voll und gesättigt fühlen.**

Einer der Gründe, warum Menschen viel essen, ist,

dass sie sofort hungrig werden. Durch die Paleo-Diät fühlen Sie sich länger satt und neigen weniger dazu, mehr zu essen. Wenn Sie die richtige Kombination aus Fleisch und Gemüse essen, fühlen Sie sich den ganzen Tag über zufrieden und möchten keine Lebensmittel, die Ihrer Gesundheit schaden. Mit dem Zusatz von Früchten müssen Sie keine zuckerhaltigen Desserts zu sich nehmen, die Sie nur träger und gereizter machen würden.

- **Vorbeugung von Krankheiten**

Da der Hauptfokus der Paleo-Diät auf dem Verzehr von natürlichen und Vollwertkost besteht, eliminieren Sie automatisch verarbeitete Lebensmittel aus Ihrem System und essen stattdessen mehr Lebensmittel, die reich an Phytonährstoffen und Antioxidantien sind, die bei der Vorbeugung vieler Krankheiten wie Krebs oder Herzerkrankungen helfen.

- **Keine Kalorienzählung erforderlich**

Im Gegensatz zu anderen Diäten, die eine strenge Einhaltung beim Essen erfordern, macht die Paleo-Diät Spaß, ist einfach und unkompliziert zu befolgen. Es gibt keine Einschränkungen in Bezug auf die Menge der Lebensmittel, die Sie essen dürfen. Solange Sie essen, wie unsere Vorfahren vorher gegessen haben, gibt es keinen Grund für Sie, diese Kalorien weiter zu zählen.

- **Bietet mehr Energie**

Die Kombination der zugelassenen Paleo-Nahrungsmittel bietet eine ausgewogene Mahlzeit, die reich an Proteinen, Kohlenhydraten, Vitaminen und Mineralien ist, insbesondere wenn sie konsequent und richtig verzehrt werden. Im Gegensatz zu anderen Diäten, die restriktiv sind, ermöglicht Ihnen die Paleo-Diät, wann immer Sie Hunger haben, zu essen, wodurch das Risiko ausgeschlossen wird, dass Sie sich schwach und energielos fühlen.

- **Besserer Schlafzustand und Kontrolle von Stimmungsschwankungen**

Durch die Vermeidung von verarbeiteten Lebensmitteln vermeiden Sie die Einnahme von Zusatzstoffen und Chemikalien und helfen so Ihrem Gehirn, Serotonin freizusetzen, eine Chemikalie, die vom Körper ausgeschieden wird, als Neurotransmitter wirkt und Ihnen hilft, sich auf natürliche Weise zu entspannen und einzuschlafen. Abgesehen davon haben Sie auch ein besseres Stimmungsgleichgewicht, das zu einer glücklicheren Lebenseinstellung führt.

- **Bietet entgiftende Wirkung auf den Körper**

Das Stoppen der Aufnahme von Lebensmitteln, die reich an Chemikalien sind, Zusatzstoffen wie raffinierter Zucker, Gluten, Transfette und andere, wird es Ihrem Körper ermöglichen, sich auszuruhen und sich natürlich zu heilen. Je mehr Sie Obst und Gemüse essen, desto mehr Antioxidantien werden produziert, die Ihnen helfen, Abfälle und Toxine zu beseitigen, die bereits im Körper vorhanden sind. Betrachten Sie es als einen natürlichen Entgifter. Sie brauchen nicht zu verhungern oder extreme Maßnahmen wie Fasten zur Entgiftung zu ergreifen.

- **Gesünderer Darm**

  Zucker, verarbeitetes Junk Food und ungesunde Fette können Entzündungen im Darm verursachen. Wenn Sie zu viel verarbeitete Lebensmittel essen, verbunden mit viel Stress, haben Sie ein „Leaky-Gut-Syndom", bei dem die Wände Ihres Darms beschädigt sind und die Dinge, die nicht in Ihrem Darm bleiben, auslaufen. Wenn Sie sich für die Paleo-Diät entscheiden, vermeiden Sie Probleme, da Sie weniger verarbeitete und gesündere Lebensmittel zu sich nehmen.

Dies sind nur einige der wesentlichen Vorteile, die Ihnen die Paleo-Diät bieten kann. Mit der richtigen Einstellung und Denkweise können Sie dieses Ziel erreichen und ein gesundes und langes Leben führen.

Kapitel 3: Das Problem mit der aktuellen amerikanischen Ernährung

In der heutigen Gesellschaft wollen die Menschen wegen ihres geschäftigen Lebensstils Komfort und Geschwindigkeit. Daher beschäftigt sich die Mehrheit der Bevölkerung mit ungesunden Gewohnheiten, zu denen auch die Nahrungsaufnahme gehört. Sie neigen dazu, zu essen und zu essen, ohne zu wissen, dass manchmal die Nahrung, die sie essen, nicht für ihre Gesundheit geeignet ist, was zu einer ungesunden Lebensweise führt.

Probleme mit der Standard American Diet (SAD)

Was ist die Standard American Diet?

Wenn Sie eine Liste von Lebensmitteln erhalten, denen Sie

täglich beim Essen begegnen, werden Sie feststellen, dass sie sehr fettreich, ballaststoffarm, kalorienreich und salzreich sind. Dies ist die perfekte Formel für SAD. Es besteht aus vielen Dingen, die Ihr Körper meistens „nicht unbedingt benötigt"" Das Schlimmste daran ist, dass es nicht mehr nur in Amerika die „Standarddiät" ist, sondern auch weltweit zum Problem wird. Viele Industrieländer beschäftigen sich inzwischen mit dieser Art von Essgewohnheiten, da verarbeitete Lebensmittel leicht zu bekommen sind und fast überall verfügbar sind.

Studien haben gezeigt, dass fast 63% der Kalorien, die die Amerikaner zu sich nehmen, aus verarbeiteten oder raffinierten Lebensmitteln wie Kartoffelchips, Erfrischungsgetränken, Pommes Frites und vielem mehr stammen. Nur 6% stammen aus Obst und Gemüse und anderem gesunden Getreide – etwas, worüber sich die Menschen Sorgen machen sollten.

Daher sind dies die Gründe, warum Menschen krank werden und immer mehr Menschen an Krankheiten erkranken, die manchmal zum frühen Tod führen. Schauen Sie sich die anderen Effekte an, die SAD für eine Person haben kann. Beachten Sie auch, dass dies auch Gründe dafür sind, dass Menschen träge und krank werden:

Fördert schlechte Essgewohnheiten

Es ist so schwierig, Beruf und Familie in Einklang zu bringen, und das ist die Wahrheit! Daher entscheiden sich die Menschen für Fast Food oder Fertiggerichte, um ihren Hunger zu stillen. Viele Menschen haben keine Wahl, und einige haben nicht die Zeit, ihre Lebensmittel zu entwickeln oder gesündere Lebensmittel zu wählen. Meistens gönnen sie sich nur ein Stück Pizza, Hamburger, Pommes und Limonade – und das macht die Menschen nicht gesund.

Verarbeitete Lebensmittel und abgepackte Lebensmittel sind aufgrund ihrer Bequemlichkeit und schnelleren Zubereitung von Lebensmitteln so weit verbreitet. Dies sind die Gründe, warum die Menschen einfach weiter konsumieren. Für sie ist es die perfekte Alternative, um auch für sich und ihre Familie schnelle Mahlzeiten anzubieten.

Der häufige Konsum von kohlensäurehaltigen und zuckerhaltigen Getränken war auch in der heutigen Gesellschaft weit verbreitet. Abgesehen davon, dass es zu viel Zucker und zu viele Kalorien enthält, trägt es auch zu einer schnellen Dehydrierung des Körpers bei, sodass sich die Menschen die meiste Zeit über müde fühlen.

Sich für zu viel Technologie entscheiden

Während die Technologie so viele Vorteile brachte, hat sie auch ihre Nachteile. Moderne Technologie lehrt die Menschen, faul und unbeweglich zu werden. Stattdessen müssen die Leute auf Knopfdruck nicht mehr aufstehen, um die Geräte einzuschalten.

Darüber hinaus müssen die Menschen angesichts der Bedeutung des Internets nicht aussteigen, Kontakte knüpfen oder auch nur ihre Rechnungen bezahlen. Das Internet bietet praktisch alles für die Menschen – von Unterhaltung, Shopping, Bildung – warum sollte man eigentlich ausgehen?

Spielekonsolen sind Babysitter für Kinder. Die meisten

Eltern erlauben ihren Kindern nur, stundenlang vor ihren Computern oder Spielekonsolen zu bleiben, während sie beschäftigt sind, ihre Arbeit zu erledigen. Es gibt keine Sozialisation und Bewegung mehr!

Die Menschen sind techniksüchtig geworden und tendieren dazu, die einfacheren Dinge im Leben zu vergessen. Sie sind so in ihre Tablets, Smartphones oder Laptops vertieft, dass sie nicht wissen, dass eine ständige Exposition gegenüber diesen Geräten auf lange Sicht Auswirkungen auf ihre Gesundheit haben kann. Der Schlaf wurde beeinträchtigt, daher fühlen sie sich morgens immer so träge oder müde.

Bewegungsmangel

Es ist ganz einfach zu verstehen, dass eine Person, wenn sie sich nicht bewegt oder nicht bewegt, träge wird und an Gewicht zunimmt. Dies hängt auch mit der Konzentration auf zu viel Technologie zusammen. Denken Sie, dass Sie mit Stunden und Stunden vor Ihrem Computer oder Ihrer Spielekonsole einen so wichtigen Job machen, Kalorien zu verbrennen oder aktiv zu werden? Ich nehme an, Sie haben die Antwort bereits gewusst.

Inaktiv zu sein ist einer der Gründe, warum Menschen fett werden und viele Krankheiten anhäufen. Anstatt Ihrem Körper Zeit zu geben, Kalorien zu verbrennen oder ihn schlank und fit zu machen, bleibt er inaktiv, weshalb sich die meisten Menschen auch müde und träge fühlen.

Schlafmangel

Weil die SAD-Diät reich an Zucker ist, fällt es den Menschen schwer, einen guten Schlaf zu finden. Zucker macht die Menschen hyperaktiv, anstatt die Nerven zu beruhigen. es hält die Sinne jederzeit wach. Es ist sehr wichtig, die richtige Menge an zzz zu erhalten, da dies zur Entwicklung von Zellen und Muskeln im Körper beiträgt. Es verbessert auch die Stimmung und den Geisteszustand eines Individuums am nächsten Tag. Gesunde Ernährung hilft bei der Beruhigung der Nerven und löst schlaffördernde Hormone aus, die den Menschen eine gute Nachtruhe ermöglichen.

Es ist wichtig, dass jeder Mensch eine gute Schlafdauer von 8 bis 9 Stunden hat. Experten sagen, dass dies die Zeit ist, in der sich jede Zelle im Körper entwickelt, die Muskeln sich selbst wieder aufbauen und dabei helfen, verbrauchte Energie nach einem harten Arbeitstag wieder aufzufüllen.

Wenn Sie die Zeiten ändern, ist es auch an der Zeit, dass Sie sich umdrehen und die Kontrolle über sich selbst übernehmen. Die Paleo-Diät hilft Ihnen, solange Sie wollen. Im nächsten Kapitel erfahren Sie mehr darüber, welche Lebensmittel Sie essen sollten, wenn Sie sich gesund ernähren.

Kapitel 4: Ihr einfacher Paleo-Lebensmittelführer

Dieses Kapitel gibt Ihnen eine Vorstellung davon, welche Lebensmittel, die die Ernährung erlaubt. Hier sind die Grundlagen:

DO's: Gemüse, Fisch, Eier, Fleisch, Früchte, Kräuter, Gewürze, Nüsse, Samen, gesunde Öle und Fette.

DON'T's: Zucker, verarbeitete Lebensmittel, alkoholfreie Getränke, die meisten Milchprodukte, Getreide, Hülsenfrüchte, Pflanzenöle, Margarine, künstliche Süßstoffe und Transfette.

Zu vermeidende Lebensmittel

- *Milchprodukte*

  Milchprodukte einschließlich ihrer Nebenprodukte sollten eliminiert werden. Es gibt jedoch einige

Versionen der Ernährung, die Vollfettmolkereien wie Käse und Butter erlauben.

- *Getreidekörner*

    Vermeiden Sie es, Lebensmittel zu essen, in denen Körner enthalten sind. Dazu gehören Mais, Pfannkuchen, Getreide, Haferflocken, Nudelsorten, Brot, Gerste und mehr.

- *Hülsenfrüchte, dazu gehören Erdnüsse.*

    Wie bereits erwähnt, sind Erdnüsse nicht erlaubt, da sie in Wirklichkeit Hülsenfrüchte sind. Hülsenfrüchte sind reich an Kohlenhydraten und enthalten Gluten, das schlecht für die Gesundheit ist. So weit wie möglich, vermeiden Sie diese Art von Lebensmitteln, insbesondere Erdnüsse.

- *Raffinierter Zucker oder künstliche Süßstoffe*

    Per Definition selbst, „künstlich", bedeutet synthetisch oder modifiziert. Dazu gehören Sucralose, Cyclamate, Aspartam, Saccharin,

Acesulfam-Kalium. Wenn Sie Ihrem Gericht daher Süße verleihen möchten, verwenden Sie natürliche Süßstoffe.

- *Verarbeitete Lebensmittel, Junk Foods und Süßigkeiten*
  Genau wie künstliche Süßstoffe sind verarbeitete Lebensmittel kein Paleo. Diese Lebensmittel sind reich an Zusatzstoffen und künstlichen Aromen, die schlecht für die Gesundheit sind. Der in den heutigen Lebensmitteln enthaltene Zucker macht süchtig und macht Lust auf mehr. Halten Sie sich von diesen Lebensmitteln fern.

- *Raffinierte Pflanzenöle, Transfette*
  Vermeiden Sie die Verwendung von verarbeiteten Ölen beim Kochen. Achten Sie darauf, andere alternative gesunde Öle wie Olivenöl oder Kokosöl zu finden.

- *Stärkegemüse*

Dazu gehören Ihre Lieblingskartoffeln und Süßkartoffeln. Vermeiden Sie sie, da sie reichhaltig und mit Stärke belastet sind.

- *Zu viel salzige Kost*

  Ja, es ist schwer, Lebensmittel zu essen, die fad schmecken, aber zu viel Salz ist schlecht für die Gesundheit. Dies kann zu vielen Nebenwirkungen wie Bluthochdruck und hohem Cholesterinspiegel führen. Versuchen Sie, Kräuter in Ihr Gericht zu geben, um es leckerer zu machen, anstatt zu viel Salz hinzuzufügen.

- *Sodas und Fruchtsäfte*

  Diese Getränke sind reich an Zucker und nicht Paläo. Entfernen Sie sie von Ihrer Ernährung.

- *Energy Drinks & alkoholische Getränke*

Lebensmittel zum Essen

- *Grasgefüttertes oder „organisches" Fleisch*
  Fast alle Fleischsorten sind in der Paleo-Diät enthalten, aber Fleischprodukte wie Hot Dogs, Spam oder Würstchen sind ein No-No.

- *Fisch und Meeresfrüchte*
  Alle Arten von Fisch können definitiv gegessen werden, vor allem, wenn sie auf einfache Weise gekocht, gedämpft oder gegrillt werden.

- *Frisches Obst und Gemüse*
  Fast alle Arten von Gemüse wie Brokkoli, Paprika, Zwiebeln, Karotten, Grünkohl usw. sind in dieser Ernährung enthalten.

  Früchte hingegen sind ebenfalls erlaubt, aber Sie sollten beachten, dass sie Zucker enthalten. Im Gegensatz zu Gemüse, versuchen Sie, auf Früchte mit hohem Fruktosegehalt zu achten, besonders wenn Sie auf Diät sind. Genießen Sie in Maßen.

- *Nüsse und Samen*

  Alle Nüsse sind in der Tat Paleo in der Natur und dies ist die beste Alternative zu Pommes und kann als Snack gegessen werden. Allerdings müssen Sie vorsichtig sein, wenn Sie Cashewnüsse essen, denn sie sind reich an Fett. Also, falls Sie versuchen, Gewicht zu verlieren, in Maßen essen oder es vermeiden.

- *Eier*

  Sie sind eine weitere gute Quelle für Protein und Energie für den Körper. Sie können entweder Hühner-, Gänse- oder Enteneier essen, aber achten Sie darauf, dass sie aus Freilandhaltung oder gegrast sind.

- *Gesunde Öle (wie Walnuss, Olive, Leinsamen, Avocado, Macadamia, Kokosnuss)*

Natürliche Fette und Öle sind die besten Arten von Ölen, die Sie zum Kochen verwenden können. Sie sind auch gute Energiequellen neben der Gesundheit.

In den letzten Jahren hat sich die Gemeinde der Paleo-Diät bereits weiterentwickelt, und es gibt nun mehrere Versionen oder Ergänzungen zur Diät. Einige enthalten bereits Speck, sofern dieser von mit Gras gefütterten Schweinen stammt. Sie fügten auch Butter und einige nicht glutenhaltige Körner wie Reis hinzu.

Es gibt auch einige Ablässe, die im Trinken von Qualitätsrotwein und dunkler Schokolade enthalten sind. Stellen Sie sicher, dass Ihr Körper gut aufgefüllt ist, indem Sie viel Wasser trinken. Die meisten Menschen nehmen Tee und Kaffee in die Ernährung auf, da beide reich an Antioxidantien sind.

Kapitel 5: Den Schritt Wagen: Ihre 30-tägige Herausforderung

Die Paleo-Diät soll die Diät der Höhlenmenschen sein, bei der sie nur gesundes Essen wie Fisch, Eier und Gemüse zu sich nehmen. Sie konzentrieren sich auf das Essen von Nahrungsmitteln, die Ihnen genügend Protein geben, um gesunde Muskeln zu unterstützen und Ihnen eine optimale Immunfunktion zu bieten. Wenn Sie jedoch noch nicht mit der Paleo-Diät vertraut sind und selbst nicht wissen, ob dies die richtige für Sie ist, finden Sie im Folgenden einige Tipps und Tricks, anhand derer Sie feststellen können, ob es sich um die richtige Diät für Sie handelt. Mithilfe dieser einfachen Anleitung können Sie bestimmen, ob die Paleo-Diät für Sie funktioniert.

Bestimmen Sie Ihre tatsächliche Motivation für diese Diät. Während die Menschen während der Paleo-Diät abnehmen, gibt es auch andere Vorteile. Indem Sie recherchieren, bestimmen Sie Ihre wahre Motivation für die Wahl dieser Diät. Schauen Sie sich Ihre

Gesundheitssituation an und sehen Sie, was am meisten wiegt. Haben Sie einen großen Bauch und möchten Fett verringern? Oder möchten Sie einfach jeden Tag gesund sein, damit Sie mehr Energie haben, um Dinge zu tun? Es gibt viele Gründe, warum Menschen sich nach der Paleo-Diät ernähren. Indem Sie Ihre Motivation bestimmen, können Sie einen Plan erstellen. Wenn Sie Ihr Ziel erreichen möchten, sollten Sie Ihr Programm mindestens einen Monat lang genauestens befolgen.

Säubern Sie Ihre Küche. Wenn Sie sich für die Paleo-Diät entschieden haben, sollten Sie sich bewusst sein, dass es Lebensmittel gibt, die Sie nicht essen können. Sobald Sie mit der Diät beginnen, reinigen Sie Ihre Küche. Und sauber, wir meinen, alle „Don't's" wie Milchprodukte, Käse, verpackte und verarbeitete Öle zu entfernen. Werfen Sie sie oder geben Sie sie an andere weiter, aber entfernen Sie sie aus Ihrem Haushalt. Auf diese Weise vermeiden Sie die Versuchung, die Ihre Ernährung ruinieren kann, da das Essen im Grunde nicht da ist.

Wenn Sie es jedoch langsam angehen lassen möchten,

können Sie zuerst die Molkerei, dann die Körner in der nächsten Woche und dann die verarbeiteten Lebensmittel in der dritten Woche entfernen – und so weiter. Es braucht Zeit, aber zumindest können Sie Ihre Küche mit gesunden und nützlichen Lebensmitteln auffüllen, die Ihre Gesundheit verbessern.

Lernen Sie, wie man alleine kocht. Wenn Sie versuchen, sich nach der Paleo-Diät zu ernähren, müssen Sie nicht mehr jeden Tag auswärts essen. Dies liegt daran, dass die Ernährung aus ganzen, frischen Lebensmitteln besteht, mit denen Mahlzeiten zu Hause zubereitet werden können. Sie können die Zutaten kontrollieren, indem Sie die Richtlinien befolgen und sich ansehen, was Sie kochen. Dank der Diät können Sie mit den Zutaten der Paleo-Diät mit neuen Gerichten experimentieren. Bei der Zubereitung können Sie gesündere Mahlzeiten zubereiten und sogar andere Zutaten ausprobieren. Informieren Sie sich über Paleo-Rezepte, damit Ihre Mahlzeiten sowohl schmackhaft als auch gesund sind.

Verändern Sie Ihren Teller. Meistens bestehen unsere

Teller aus Getreide, etwas Gemüse und Fleisch. Verschrotte das und konzentriere dich auf einen ausgeglichenen Teller. Füllen Sie es mit einer handflächengroßen Portion Protein, ein paar Fetten und der Rest sind Gemüse, Gemüse und Gemüse. Tauschen Sie Ihren Teller mit verschiedenen Gemüsesorten aus, denn damit können Sie nichts falsch machen. Vermeiden Sie so viel wie möglich die Körner, da dies nicht Teil der Ernährung ist. Wenn Sie können, legen Sie auch ein paar Früchte zwischen die Mahlzeiten. Sicher fühlen Sie sich danach großartig und gesund.

Halten Sie sich mindestens 30 Tage lang an das Programm: Die meisten Menschen haben Schwierigkeiten, ihre Ernährung umzustellen, und das stimmt. Es wird Momente geben, in denen sich Ihr Körper nach den Nahrungsmitteln sehnt, die Sie eliminieren, und Sie könnten sich in den ersten Wochen träge oder schrecklich fühlen. Aus diesem Grund ist es wichtig, die Diät mindestens 30 Tage lang einzuhalten, damit Ihr Körper mit den Veränderungen zurechtkommt. Denken Sie daran, dass Sie mit Ihrem Ziel erfolgreich sein wollen – egal ob Sie abnehmen oder gesund werden.

Schließlich können Sie, auch wenn Sie Diät halten, immer noch in Restaurants essen - aber mit Vorsicht. Manchmal ist es in Ordnung, mit Freunden in einem Restaurant zu essen. Sobald Sie sich jedoch der Zutaten bewusst sind, die Sie für die Paleo-Diät benötigen, können Sie diese Fertigkeit bei der Bestellung von Lebensmitteln einsetzen. Laut Stephenson „können Sie sich das Menü im Voraus ansehen und eine oder zwei Optionen auswählen, die Sie in Paleo-Größe anpassen können." Meist handelt es sich um Fisch und Gemüse. Zögern Sie auch nicht zu fragen, wie das Essen zubereitet wird und wie Sie Änderungen vornehmen.

Dies sind nur einige der Tipps, die Sie befolgen können, wenn Sie mit der Paleo-Diät beginnen möchten. Sie müssen sich nicht beeilen, es auszuprobieren, denn Sie können es langsam tun. Indem Sie Schritt für Schritt vorgehen, sind Sie auf dem Weg zu einem gesünderen Menschen.

Kapitel 6: Fantastische Paleo-Rezepte

Hier sind einige der großartigen Rezepte, die Sie selbst ausprobieren können.

Frühstück

Süßkartoffel-Spiralen-Waffel mit Kürbisgewürz

Zutaten

- 1 Stück Süßkartoffel (mittelgroß spiralisiert in Klinge C)
- 1 Teelöffel Kürbisgewürz
- 1 Abschnitt geschlagenes mittelgroßes Ei
- Kochspray
- 1 Esslöffel Ahornsirup (können Sie je nach Geschmack hinzufügen)

Zubereitung

1. Das Waffeleisen erhitzen.

2. Eine große Pfanne mit Kochspray bestreichen und bei mittlerer Hitze auf ein Kochfeld stellen.

3. Die Süßkartoffelspiralen in der Pfanne kochen und vorsichtig und regelmäßig wenden. Etwa 10 Minuten kochen lassen oder bis die Spiralen vollständig aufgeweicht sind.

4. In eine Schüssel geben und mit Kürbisgewürz bestreuen. Kombinieren Sie sie, bis sie gleichmäßig beschichtet sind. Dann das verquirlte Ei dazugeben und vorsichtig vermengen.

5. Überprüfen Sie, ob das Waffeleisen heiß ist. Nach dem Erwärmen mit dem Kochspray besprühen und die Süßkartoffelspirale hineingeben. Achten Sie darauf, dass die Süßkartoffel-Spiralmischung in das Waffeleisen eingelegt wird und bereiten Sie sie entsprechend ihrer Einstellung zu.

6. Mit Ahornsirup beträufeln, servieren und genießen!

Paleo-Muffins

Zutaten

- 6 Eier

- 6 Esslöffel geschmolzenes Kokosöl

- 1 Teelöffel Vanilleextrakt

- ¼ Teelöffel Meersalz

- 1 Teelöffel Backpulver

- ½ Tasse Kokosmehl

- ½ Tasse gefrorene Früchte (Sie können jede Ihrer Lieblingsfrüchte verwenden; dieses Rezept verwendet Himbeeren)

Zubereitung

1. Heizen Sie Ihren Ofen auf 400 Grad vor.

2. Alle Zutaten mit Ausnahme der gefrorenen Früchte mischen. Gut mischen.

3. Die gefrorenen Früchte unterheben. Den Teig in Muffinförmchen füllen und ca. 15 Minuten backen. Sie können erkennen, ob die Muffins gründlich gekocht sind, wenn Sie einen Zahnstocher in die Mitte legen und wenn er herauskommt, ist er sauber.

4. Vor dem Servieren abkühlen lassen. Guten Appetit!

Gebackenes Kartoffelpüree und Eier

Zutaten

- 1 mittelgroße Süßkartoffel
- 1 kleine Zwiebel
- 1 Esslöffel EVOO (natives Olivenöl extra)
- 2 mittelgroße Rüben (gekocht)
- 4 Eier
- 1 Esslöffel Mrs. Dash Original Mischgewürz

Zubereitung

1. Heizen Sie Ihren Ofen auf 350 Grad vor.

2. Reiben Sie Süßkartoffeln mit Ihrer Reibe oder verwenden Sie eine Küchenmaschine, wenn sie ein Reibeinrichtung hat, verwenden Sie sie. Es ist schneller und komfortabler. Die Zwiebeln fein hacken.

3. In der Pfanne Olivenöl bei starker Hitze erhitzen. Zwiebel, Süßkartoffeln und Mrs. Dash Gewürze hinzufügen. Gut vermischen und braten, bis es weich und braun wird.

4. Schneiden Sie die Rüben in Scheiben, um die Kruste zu bilden. Mit einer 9x9er Backform die Süßkartoffeln einfetten und darauf legen. Schaffen Sie Löcher, um Platz für Ihre Eier zu schaffen.

5. Die Eier über den Süßkartoffeln aufschlagen und ca. 15-20 Minuten backen. Überprüfen Sie, ob die gewünschte Konsistenz des Eies für Sie in Ordnung ist. Nach der Zubereitung aus dem Ofen nehmen und servieren. Guten Appetit!

Omeletts mit Speck und Avocado

Zutaten

- 1 Stück Avocado (entkernt und Fleisch geschöpft)
- 2 Esslöffel rote Zwiebel (gehackt)
- 4 Speckscheiben
- Ein Schuss scharfe Sauce
- 4 Eier
- 1 Esslöffel Koriander (gehackt)

Zubereitung

1. Den Speck kochen, bis er knusprig wird.

2. In der Zwischenzeit das Avocadofleisch pürieren, bis es glatt, aber nicht zu stark. Ein wenig Textur ist in Ordnung.

3. Koriander und Zwiebel hinzufügen. Sobald der Speck knusprig ist, auf einem Papiertuch abtropfen lassen und zerbröckeln. Die Avocadomischung hinzufügen.

4. Die Eier verquirlen und in der Pfanne kochen. Ein Omelett zubereiten und die Hälfte der Avocadomasse in die Mitte geben. Das gleiche mit dem anderen Omelett wiederholen.

5. Auf den Teller geben und bei Bedarf scharfe Sauce hinzufügen. Servieren und genießen!

Menemen

Zutaten

- 1 mittelgroße Tomate (gewürfelt)
- 1 Esslöffel Olivenöl
- ¼ rote Zwiebel (gewürfelt)
- ½ Tasse gewürfelter Paprika (grün)
- 1 Gewürznelke zerdrückten Knoblauchs
- ¼ Teelöffel schwarzer Pfeffer
- ¼ Teelöffel Kreuzkümmel (gemahlen)
- ¼ Teelöffel Salz
- ¼ Teelöffel Kurkuma
- ¼ Teelöffel rote Paprikaflocken
- 3 Eier
- 1 Esslöffel Petersilie (gehackt)

Zubereitung

1. In einer großen Pfanne Öl erhitzen und Tomaten, Zwiebeln und Paprika anbraten. Den zerdrückten Knoblauch sowie Kreuzkümmel, Pfefferflocken, Kurkuma und schwarzen Pfeffer dazugeben. Rühren und kochen, bis das Gemüse gar ist.

2. In der Zwischenzeit die Eier zerkleinern und verquirlen. In die Pfanne geben und vorsichtig umrühren, bis die Eier vollständig eingearbeitet sind. Es entsteht dann eine cremige Konsistenz.

3. Auf einer Schüssel löffeln, mit Petersilie bestreuen, heiß servieren und genießen!

Wurstauflauf zum Frühstück

Zutaten

- 1 Pfund italienische Wurst (die Hüllen entfernen)
- 2 Stück gewürfelte Süßkartoffeln
- 8 Eier
- 1 gewürfelte mittlere Zwiebel
- 1 gewürfelte Paprika
- 1/3 Tasse Kokosmilch oder Mandelmilch
- 3 Zehen gehackter Knoblauch
- 2 dünn geschnittene grüne Zwiebeln
- Pfeffer und Salz zum Verkosten
- Kokosöl, Butter oder Ghee zum Kochen

Zubereitung

1. Erwärmen Sie Ihren Ofen auf 375 Grad F.

2. Öl in einer Pfanne bei mittlerer bis starker Hitze erhitzen und dann Würstchen hinzufügen. Zerbröckeln, während sie kochen. Nach dem Kochen in eine große Schüssel geben. Beiseite stellen.

3. Knoblauch, Paprika und Zwiebel in derselben Pfanne hinzufügen. Bei mittlerer Hitze ca. 4-5 Minuten garen. In die Schüssel mit den Würsten geben und auch die Süßkartoffeln unterrühren. Mischen Sie es, um es gut zu kombinieren.

4. Die Mischung in eine Auflaufform gießen.

5. In einer separaten Schüssel Eier, Pfeffer, Salz und Mandelmilch verquirlen. Gießen Sie es über die Süßkartoffel-Wurst-Mischung.

6. Ca. 20 Minuten backen. Mit grünen Zwiebeln bestreuen. Heiß servieren und genießen!

Paleo.Schoko-Waffeln

Zutaten

Für den Pfannkuchenteig:

- 4 Eier
- 4 Esslöffel Kokosmehl
- 1 Tasse Apfelmus
- 1 Tasse Mandelmehl
- ¼ Teelöffel Meersalz
- ½ Teelöffel Vanille
- ½ Teelöffel Backpulver
- ¼ Tasse dunkle Schoko-Chips
- 4 Esslöffel Kakaopulver

Für die Schokoladensauce:

- 2 Esslöffel Kokosöl
- ¼ Tasse dunkle Schoko-Chips

Zubereitung

1. Bereiten Sie den Waffelteig vor, indem Sie alle Zutaten in einer Schüssel mischen. Mischen Sie es, bis es gut kombiniert ist. Schalten Sie Ihr Waffeleisen auf höchste Stufe, gießen Sie dann genügend Mischung und kochen Sie es ca. 4 bis 5 Minuten lang. Wiederholen Sie den gesamten Vorgang.

2. In der Zwischenzeit die Schoko-Chips und das Kokosöl in einen kleinen Topf bei schwacher Hitze geben. Schokolade schmelzen und verquirlen, um sie vollständig zu kombinieren.

3. Schokosirup über die gekochten Waffeln gießen. Servieren und genießen!

Gebackene Eier und Speck

Zutaten

- 2 Esslöffel Butter
- 4 großformatige Eier
- 1 Tasse Cheddarkäse (gerieben)
- 1 Tasse schwere Sahne (erwärmt bis warm)
- 8 Scheiben Speck (gekocht und zerkleinert)
- Pfeffer und Salz zum Verkosten

Zubereitung

1. Heizen Sie Ihren Ofen auf 350 Grad vor. Etwas Butter auf 4 kleine Keramikauflaufförmchen oder kleine Gläser verteilen.

2. Das Ei auf jedem der Auflaufförmchen schlagen.

3. Die Eier mit ¼ Becher der erwärmten Sahne und ¼ Becher Käse bedecken. Mit Pfeffer und Salz abschmecken.

4. Legen Sie die Auflaufförmchen in eine Pfanne und füllen Sie sie mit Wasser, so dass sie zur Hälfte an den Seiten der Auflaufförmchen anliegen. 15 Minuten backen, bis der Käse vollständig geschmolzen ist und das Eiweiß fertig ist.

5. Einige Scheiben Speck auf jedem Ei zerbröckeln. Heiß servieren und genießen!

Hauptgerichte

Steak und Chimichurri-Sauce

Zutaten

- Ein Pfund Rindfleischlappen-Steak (wählen Sie den Filetteil)
- ½ Tasse Petersilie (flaches Blatt)
- 1 Tasse Rucola
- ½ Teelöffel rote Paprikaflocken
- 2 ½ Esslöffel Essig (Weißwein)
- 2 Knoblauchzehen
- ¼ Tasse Olivenöl
- ¼ Teelöffel Salz
- ¼ Teelöffel Pfeffer

Zubereitung

1. Erhitzen Sie Ihren Grill bei mittlerer bis starker Hitze. Das Steak mit Pfeffer und Salz würzen.

2. In der Zwischenzeit können Sie in Ihrer Küchenmaschine andere Zutaten kombinieren, um die Sauce herzustellen. Beiseite stellen.

3. Grillen Sie Ihr Steak etwa 2 bis 3 Minuten auf jeder Seite, bis es verkohlt ist. Auf die Platte geben und ca. 5 Minuten ruhen lassen.

4. Sobald das Steak ausgeruht ist, das Steak schneiden und mit der Sauce servieren. Guten Appetit!

Hamburger-Steaks mit gebratenen Pilzen

Zutaten

- 1 Pfund Hackfleisch
- 3 Esslöffel frische Petersilie (gehackt und mit mehr zum Garnieren)
- 3 Esslöffel gehackter Knoblauch
- 1 Esslöffel Zwiebelpulver
- 1 Esslöffel Knoblauchpulver
- ½ Teelöffel Meersalz
- ½ Teelöffel frisch gehackte Paprika
- 2 Esslöffel Apfelessig
- 1 Tasse gewürfelte Zwiebeln
- 8 Unzen verpackte frische Pilze (in Scheiben geschnitten)

- 1 Tasse Rinderbrühe
- 1 Dose Kokosmilch
- 2 Esslöffel Pfeilwurzelpulver
- 2 Esslöffel Speck (oder Sie können auch anderes Speisefett verwenden)
- 2 Esslöffel grasgefütterte Butter (Um es paläo statt ursprünglich zu machen, können Sie Kokosöl verwenden).

Zubereitung

1. In einer großen Rührschüssel Rinderhackfleisch, Knoblauch und alle Zutaten für die Trockenwürzung miteinander kombinieren. Gut vermischen und zu Patties formen.

2. In einem separaten Topf das Speckspeck schmelzen und die Rindfleischpatties auf beiden Seiten 2 Minuten pro Seite anbraten. Beiseite stellen.

3. Hitze reduzieren und Butter schmelzen. Champignons und Zwiebeln unter ständigem Rühren

ca. 5-9 Minuten hinzufügen, bis die Champignons weich sind. Rindfleischbrühe, Apfelessig und Kokosmilch dazugeben.

4. In der Zwischenzeit das Pfeilwurzelpulver mit Wasser auflösen und gut umrühren. Mit der Soßenmischung vermischen und bei schwacher Hitze ca. 20 Minuten weiterkochen lassen.

5. Die Rindfleischpatties in die Sauce geben und noch einmal 20 Minuten köcheln lassen, bis die Sauce ihren Geschmack bei den Patties durchsickert.

6. Auf den Teller geben und die Soße darauf geben.

7. Mit gehackter Petersilie garnieren. Servieren und genießen!

Honigglasierter asiatischer Lachs

Zutaten

- 2 Esslöffel Honig
- 2 Esslöffel Kokosaminos
- 1 Teelöffel Apfelessig
- ½ Zoll geriebener frischer Ingwer
- ½ Teelöffel Limettensaft
- 2 Stück (6 Unzen) Lachsfilets
- 1 Esslöffel Kokosöl
- 1 Esslöffel gehackter Koriander
- Sesamsamen zum Garnieren

Zubereitung

1. Heizen Sie Ihren Ofen auf 400 Grad vor.

2. In einer kleinen Schüssel Honig, Essig, Kokosaminos, Limettensaft und Ingwer vermengen. Beseite stellen. Dies stellt die Honigglasurmasse dar.

3. Kokosöl in einer sicheren Backform schmelzen. Lachs mit der Haut nach oben kochen. Etwa 3-4 Minuten anbraten, bis es braun wird.

4. Mit der Hälfte der Honigglasurmasse umdrehen und beträufeln. Die Pfanne in den Ofen stellen und ca. 5-6 Minuten backen oder bis der Lachs nach Belieben gar ist.

5. Aus dem Ofen nehmen und auf eine Servierplatte geben.

6. Restliche Honigglasur darüber träufeln.

7. Mit Sesam und Koriander bestreuen.

8. Servieren und genießen!

Paleo-Lasagne aus dem Slow-Cooker

Zutaten

Für die Marinara-Sauce:

- ¼ Tasse Olivenöl
- 1 kleine Zwiebel (gewürfelt)
- 1 Teelöffel Salz
- 7 Tassen Tomaten (ca. 10 Tomaten; gewürfelt)
- ½ Teelöffel roher Honig

Für die Fleischfüllung:

- 1 Esslöffel Olivenöl
- ½ kleine Zwiebel (gewürfelt)
- 1 Pfund Putenhack
- ½ Teelöffel Pfeffer
- 18 Stück Basilikumblätter (gehackt)

Für die Käsesauce:

- ½ Teelöffel Olivenöl
- ¼ kleine Zwiebel (gehackt)
- ½ Sommerkürbis (gehackt)
- ½ Teelöffel Knoblauch (gehackt)
- ¼ Teelöffel Salz
- ½ Tasse Kokosmilch
- 1 Ei
- 4 mittelgroße Zucchini (dünn geschnitten)

Zubereitung

1. Olivenöl in einem großen Topf bei mittlerer bis starker Hitze erhitzen. Die Zwiebeln anbraten und ca. 2 Minuten salzen. Knoblauch zugeben und nochmals 30 Sekunden anbraten. Sobald der Knoblauch duftend geworden ist, Honig und Tomaten hinzufügen und die Hitze reduzieren. Ca. 20 Minuten kochen lassen oder bis die Sauce dicker wird. Nach

Belieben würzen. Passen Sie die Einstellungen Ihren Wünschen entsprechend an.

2. Um die Fleischfüllung zuzubereiten, das Olivenöl in einer anderen Pfanne bei mittlerer bis starker Hitze erhitzen. Den Putenhack ca. 2 Minuten anbraten. Salz, Zwiebel und Pfeffer hinzufügen. Weiter anbraten, bis die Pute vollständig gar ist. Vom Herd nehmen und Basilikumblätter hinzufügen. Beiseite stellen.

3. Für die Zubereitung der Käsesauce einen kleinen Topf nehmen und das Olivenöl bei mittlerer Hitze erhitzen. Sommerkürbis, Zwiebeln, Knoblauch und Salz ca. 3-4 Minuten lang anbraten, bis die Zwiebeln durchscheinend sind. Achten Sie darauf, dass diese nicht braun wird. Fügen Sie ¼ Tasse Kokosmilch hinzu und bringen Sie sie zum Kochen. Ca. 2 Minuten köcheln lassen, bis die Hälfte der Flüssigkeit vollständig aufgenommen ist.

4. Mit einem Mixer, gießen Sie die Mischung und mischen Sie sie gut mit der ¼ Tasse Kokosmilch. Gut

mischen, bis es eine sehr glatte Masse entstanden ist. Ei hinzufügen und erneut verrühren. Achten Sie darauf, dass es gut vermischt wird.

5. Um die Lasagne zusammenzusetzen, fetten Sie die Innenseiten eines Slow Cookers ein. Decken Sie den Boden mit ¾ Tassen Marinarasauce ab und verteilen Sie sie gleichmäßig.

6. Etwa 5 Zucchini-„Scheiben/Nudeln" auf der Marinarasauce anrichten. Eine Schicht „Käsesauce" auf die Zucchini geben und eine große Menge der Putenfüllung auftragen. Nochmals um ½-3/4 Tassen Marinasauce über die Putenfüllung löffeln. Verteilen Sie es gleichmäßig. Den gleichen Vorgang wiederholen, bis die erste Portion mit der Marinarasauce endet.

7. Bedecken und ca. 1 ½ Stunden bei starker Hitze garen. Entfernen Sie den Deckel und geben Sie überschüssige Flüssigkeit auf die Oberfläche. Zucchini produziert auch eine geringe Menge an

Flüssigkeit. Legen Sie die überschüssige Flüssigkeit in eine flache Pfanne.

8. Die überschüssige Flüssigkeit zum Kochen bringen. Etwa 5-7 Minuten köcheln lassen, bis die Sauce dick und cremig wird.

9. Die reduzierte Sauce auf die Lasagne im Slow Cooker gießen. Lasagne auf einen Teller legen. Heiß servieren und genießen!

Süßkartoffel-Nudeln mit Buffalo-Chicken-Alfredo überzogen

Zutaten:

- 1 Pfund Huhn (pochiert oder gegrillt)

- 3 Stück spiralisierte Süßkartoffel

- 3 Esslöffel Öl (zum Kochen der Süßkartoffelspiralen)

- 1 Tasse schwere Kokosnusscreme oder Schlagsahne (aus der Dose)

- 1 Esslöffel Butter

- 4 Teelöffel Stärke (entweder Arrowroot, Potato Starch oder Tapioca)

- 2 Esslöffel scharfe Sauce

- ¼ Teelöffel Knoblauchpulver

- ¼ bis ½ Teelöffel Chilipulver (optional)

- Salz und Pfeffer nach Belieben

Zubereitung

1. Sahne, Butter, scharfe Sauce, Stärke, Salz, Pfeffer, Knoblauchpulver und Chilipulver in einem Topf verrühren, die Zutaten verrühren, bis die Sauce dickflüssig wird und dann beiseite stellen.

2. Das Huhn in einer Pfanne kochen oder pochieren und dann beiseite stellen.

3. Die Süßkartoffelspiralen bei mittlerer bis starker Hitze in einem mittleren Topf garen. Gelegentlich sollten Sie sie überprüfen, bis sie gründlich gekocht sind.

4. Nach der Zubereitung die gekochten Süßkartoffelspiralen, das Huhn und die Sauce miteinander vermengen. Mischen und leicht schwenken.

5. Heiß servieren und genießen!

Paleo-Chow-Mein

Zutaten:

- ½ Pfund Huhn, geschnitten in 1-Zoll-Streifen
- ½ Esslöffel Ghee
- 1 Esslöffel Kokosnuss-Aminos
- 1 Esslöffel Reisessig
- ½ Grünkohl, entkernt und dünn geschnitten
- 1 große Karotte, geschreddert
- 1 kleiner Brokkoli, gestielt und in mundgerechte Stücke geschnitten.
- 2 Zucchinis, spiralförmig

Für die Sauce:

- 3 Esslöffel Kokosnuss-Aminos
- 2 Esslöffel Reisessig
- 1 Teelöffel Sesamöl

- 1 Esslöffel Fischsauce
- 2-Zoll-Ingwer, frisch, zerkleinert
- 2 Knoblauchzehen, gehackt
- 1 Teelöffel Honig
- ¼ Teelöffel Sriracha

Zubereitung

1. In einem großen Wok bei mittlerer bis starker Hitze den Ghee schmelzen. Das Huhn, 1 Esslöffel Kokosaminos und 1 Esslöffel Reisessig hinzufügen. Alles umrühren und 5-7 Minuten garen.

2. In einer weiteren separaten Schüssel alle Zutaten der Sauce verrühren. Kohl, Karotte und Brokkoli in die Sauce geben und gut bedecken.

3. Alles in dem großen Wok mischen und umrühren. Weitere 10-15 Minuten garen oder bis der Kohl durch gelegentliches Rühren verdorben ist, abgedeckt.

4. Die Zucchini-Nudeln dazugeben und weitere 7-10 Minuten kochen lassen.

5. Servieren und genießen!

Pikantes Rindfleisch mit Bokchoy

Zutaten

- 12 Köpfe Baby Bok Choi (längs geschnitten)
- 1 Stück Zwiebel (in dünne Scheiben geschnitten)
- 2 Pfund Rinderfilet (dünn in Streifen geschnitten)
- 2 Esslöffel Fischsauce
- 2 Zehen gehackter Knoblauch
- 3 Teelöffel Kokosöl
- 1 Stück kleiner gehackter Ingwer
- 5 Stück rote Chiles (getrocknet; halbiert; falls gewünscht)
- Pfeffer und Salz zum Verkosten

Zubereitung

1. Rindfleisch mit Pfeffer und Salz würzen. Kokosöl mit einer großen Pfanne bei starker Hitze erhitzen.

2. Knoblauch, Chilies und Ingwer hinzufügen. Etwa eine Minute lang unter Rühren braten, bis sie aromatisch werden. Rindfleisch hinzufügen und weitere 2-3 Minuten garen. In die Schüssel geben.

3. Zwiebeln mit einer anderen Pfanne ca. 2 Minuten anbraten und dann Bok Choi hinzufügen. Weitere 3-4 Minuten anbraten, bis es weich wird.

4. Das Rindfleisch wieder in die Pfanne geben und dann die Fischsauce hinzufügen. Rühren und gut vermengen. Heiß servieren und genießen!

Zucchini-Pasta mit Speck und Basilikum

Zutaten

- 4 große Zucchinis, spiralförmig
- 2 Teelöffel Salz
- 1/3 Tasse Speck-Fett
- ¼ Tasse frisches Basilikum, gehackt
- 2 Knoblauchzehen, zerdrückt
- ½ Tasse Walnüsse, gehackt

Zubereitung

1. Die Zucchini mit Salz würzen und mindestens 20 Minuten in einem Sieb ruhen lassen, um das Wasser abzulassen. Spülen Sie es ab und legen Sie es dann in ein Papiertuch, um es zusammenzudrücken und die überschüssige Feuchtigkeit zu entfernen.

2. In einer Pfanne bei mittlerer bis starker Hitze das Spiegelfett einfüllen. Knoblauch und Zucchini unter

ständigem Rühren ca. 4-5 Minuten lang oder bis zum Kochen von al Dante anbraten.

3. Basilikum und Walnüsse dazugeben und unter gelegentlichem Rühren weitere 2 Minuten kochen lassen.

4. Servieren und genießen!

Süßkartoffel- und Hühnereintopf

Zutaten

- 6 Stück Hähnchenkeule (mit Knochen; die Haut entfernen und das Fett schneiden)
- 2 Pfund Süßkartoffeln (in Speere geschnitten und geschält)
- ½ Pfund Champignons (verwenden Sie die weiße Sorte; dünn geschnitten)
- 6 große Schalotten (halbiert und geschält)
- 4 geschälte Knoblauchzehen
- 1 Tasse Weißwein (trocken)
- 2 Teelöffel frischer Rosmarin (gehackt; Sie können auch ½ Teelöffel zerdrückter getrockneter Rosmarin verwenden).
- 1 Teelöffel Salz
- ½ Teelöffel frisch gemahlener Pfeffer

- 1 ½ Esslöffel Essig (Weißwein)

Zubereitung

1. Süßkartoffeln, Huhn, Schalotten, Knoblauch, Schalotten, Champignons, Pfeffer, Salz, Rosmarin und Wein in den Dauerkocher geben und abdecken.

2. Etwa 5 Stunden auf kleiner Flamme kochen lassen oder bis die Süßkartoffeln weich werden. Nach dem Servieren können Sie die Knochen vor dem Servieren entfernen.

3. In Servierschalen schöpfen. Heiß servieren und genießen!

Gefüllte Paprika mit Wurstfüllung

Zutaten

- 1 lb. italienische Brühwurst (gemahlen)
- 5 Stück verschiedene Paprikaschoten (gelb, rot, grün)
- ½ Blumenkohlkopf (gehackt und gerieben in reisähnliche Konsistenz)
- 1 kleine (8 oz.) Tomatenmark-Dose
- 1 kleine weiße Zwiebel (gewürfelt)
- ½ Kopfknoblauch (gehackt)
- 1 frisches Basilikum (gehackt oder Sie können 2 Teelöffel getrocknetes Basilikum verwenden)
- 2 Teelöffel Oregano (getrocknet)
- 2 Teelöffel Thymian (getrocknet)

Zubereitung

1. Zur Zubereitung der Paprika: Die Oberseite abschneiden und die Kerne auskratzen. Werfen Sie

nicht die Oberteile weg. Sie werden sie später immer noch benutzen.

2. Die Hälfte des Blumenkohlkopfes fein hacken und in eine Reiskonsistenz verwandeln. Legen Sie es in eine großformatige Rührschüssel.

3. Basilikum, Kräuter, Knoblauch und Zwiebeln hinzufügen und leicht vermischen.

4. In der Zwischenzeit leicht Würstchen bei starker Hitze in einer Pfanne braun anbraten. Sie können diesen Schritt überspringen, da die Wurst gekocht wird, wenn sie dem Slow Cooker hinzugefügt wird. Das Anbraten der Würstchen bringt jedoch mehr Geschmacksnoten hervor und belebt das Gericht.

5. Nach dem Anbraten die Würstchen auf der Blumenkohlschale zusammen mit dem Tomatenmark aus der Dose hinzufügen und gut vermischen. Achten Sie darauf, dass Sie diese von Hand mischen.

6. Wenn Sie mit dem Mischen fertig sind, geben Sie die Mischung in die Paprikaschoten. So viel wie möglich

hineingeben, um es kompakt zu machen, aber darauf achten, dass nicht die ganze Paprika zerbricht. Fügen Sie Pfefferspitzen hinzu, damit sie auch gekocht werden können.

7. In einen langsamen Topf geben und ca. 6 Stunden garen.

8. Nach dem Kochen auf einen Teller geben. Heiß servieren und genießen!

Gepfefferte Garnelen

Zutaten

- 3 Esslöffel Kokosöl
- 1 ½ Pfund Garnelen (geschält mit Schwanz auf)
- 4 Zehen gehackter Knoblauch
- 1 Esslöffel Kokosaminos
- 1 Teelöffel schwarzer Pfeffer
- 1 Esslöffel Fischsauce
- ¼ Tasse frischer Koriander (gehackt)

Zubereitung

1. Eine große und schwere Pfanne bei schwacher Hitze platzieren. Kokosöl und gehackten Knoblauch schmelzen lassen. Ca. 2-3 Minuten lang anbraten, bis es duftet.

2. Die Garnelen dazugeben und ca. 4-5 Minuten garen oder bis sie rosa werden. Kokosaminos, Pfeffer und

Fischsoße hinzufügen. Noch ein oder zwei Minuten kochen lassen. Die Garnelen auf den Teller geben, sobald sie zusammen mit der Flüssigkeit gegessen wurden. Mit Koriander bestreuen. Servieren und genießen!

Teuflisches knuspriges Huhn

Zutaten

- 4 Stück Hühnerbeine (Oberschenkel- und Beinviertel)
- 1 Teelöffel Currypulver
- 1 Teelöffel trockener Senf
- ½ Tasse Mandelmehl
- 4 Esslöffel Olivenöl
- 1 Teelöffel Cayenne-Pulver

Zubereitung

1. Erwärmen Sie Ihren Ofen auf 350 Grad F.
2. Trennen Sie die Beine von den Oberschenkeln und reiben Sie dann jede der Stücke mit einer kleinen Menge Olivenöl ein.

3. Inzwischen Mandelmehl, Cayenne, Currypulver und trockenen Senf kombinieren. Kombinieren Sie es gut.

4. Die Hähnchenteile auf der Mandelmehlmischung rollen und über eine Blechpfanne legen.

5. Etwa eine Stunde oder länger braten oder bis die Säfte klar sind, wenn man sie durch den Knochen streicht. Achten Sie darauf, dass die Beschichtung auch knusprig wird.

6. Servieren und genießen!

Avocado- und Hühnersuppe

Zutaten

- 1 Teelöffel Sriracha (zum Verkosten)
- 1 Pfund Hühnerbrust (ohne Knochen und ohne Haut)
- 6 Tassen Hühnerbrühe
- 4 Frühlingszwiebeln (schneiden, grünen und weißen Teil trennen)
- 1 gewürfelte Avocado
- 1 Gewürznelke zerdrückten Knoblauchs
- Pfeffer und Salz zum Verkosten

Zubereitung

1. Gießen Sie Ihre Brühe in eine große und schwere Pfanne. Bei mittlerer bis großer Hitze erwärmen. Sriracha hinzufügen und die Brühe köcheln lassen.

2. Hähnchen und weißen Teil der Frühlingszwiebeln hinzufügen. Kochen lassen und dann zerdrückten

Knoblauch hinzufügen. Etwa 20 Minuten weiter köcheln lassen. Pfeffer und Salz hinzufügen.

3. Nach der Zubereitung in Servierschalen schöpfen. Mit Avocadoscheiben und grünen Frühlingszwiebeln belegen. Servieren und genießen!

Jambalaya-Suppe

Zutaten

- 5 Tassen Hühnerbrühe
- 4 Stück gehackte Paprika (jede Farbe genügt)
- 1 große gehackte Zwiebel
- 1 große Bio-Tomaten in Dosen (gewürfelt)
- 2 Knoblauchzehen in Würfel geschnitten
- 2 Stück Lorbeerblatt
- 1 Pfund großformatige Garnelen (geschält und entvliest)
- 4 Unzen gewürfeltes Hühnerfleisch.
- 1 Packung Andouille-Wurst (scharf)
- ½ bis 1 Blumenkohlkopf
- 2 Tassen Okra (falls gewünscht)
- 3 Esslöffel Cajun Gewürze

- ¼ Tasse scharfe Sauce

Zubereitung

1. Hähnchen, Knoblauch, gehackte Paprika, Zwiebel, Cajungewürz, scharfe Sauce und Lorbeerblatt in den langsamen Kocher geben. Hühnerbrühe hinzufügen und abdecken. Bei niedriger Temperatur 6 Stunden lang garen.

2. 30 Minuten vor Fertigstellung der Suppenbasis die Wurst hinzufügen. In der Zwischenzeit den Blumenkohl mit einer Küchenmaschine pulsieren, um Blumenkohlreis herzustellen. In den letzten 20 Minuten einschließlich der Garnelen auf die Jambalaya geben.

3. Nach der Zubereitung auf Servierschalen schöpfen. Heiß servieren und genießen!

Snacks

Schoko-Chip-Cookies mit Speck

Zutaten

- 2 Tassen Mandelmehl
- ¼ Teelöffel Salz
- ¼ Teelöffel Backpulver
- 6 Esslöffel geschmolzenes Kokosöl
- 4 Esslöffel Honig
- 2 Teelöffel Vanilleextrakt
- 2 Esslöffel Kokosmilch
- 4-6 Esslöffel Speck (zerbröckelt und gekocht)
- ½ Tasse Schokoladensplitter

Zubereitung

1. Heizen Sie Ihren Ofen auf 350 Grad vor.

2. Währenddessen das Keksbleck mit Pergamentpapier auslegen.

3. Mandelmehl, Salz und Backpulver zusammengeben. Mit einer Gabel gut vermischen.

4. In einer separaten Schüssel alle nassen Zutaten vermengen. Stellen Sie sicher, dass das Kokosöl geschmolzen ist.

5. Die trockenen und feuchten Zutaten mischen und die Speckbrösel vorsichtig unterheben. Nicht übermäßig umrühren. Gut einklappen, so dass eine gründliche Kombination möglich ist. Das ist jetzt Ihre Keksmischung.

6. Mit den Händen kleine Kugeln formen und auf das Keksblech legen. Ca. 8-10 Minuten backen oder bis es oben braun wird. Heiß servieren und genießen!

Speck-Kürbissuppe

Zutaten

- ½ Pfund Speck (in Stücke geschnitten auf Zollgröße)
- 2 Tassen Kürbispüree
- ½ Zwiebelwürfel
- 2 Stück Selleriestangen (gewürfelt)
- 4 Scheiben Karotten (gewürfelt und geschält)
- 2 Stück Äpfel (entkernt, geschält und gewürfelt)
- 3 Zehen gehackter Knoblauch
- ½ Teelöffel Zimt (gemahlen)
- ¼ Teelöffel Ingwer (gemahlen)
- 1 Esslöffel Olivenöl
- 4 Tassen Hühnerbrühe
- ¼ Tasse Kürbiskerne (geröstet)
- Pfeffer und Salz zum Verkosten

Zubereitung

1. Speck in einem großen Topf braten, bis er knusprig wird. Entfernen und auf einen mit Papierhandtüchern ausgelegten Teller legen. Zur Seite stellen und abkühlen lassen.

2. Speck entfernen. Mit dem gleichen Topf Olivenöl, Karotten, Sellerie und Zwiebeln hinzufügen. Ca. 5-7 Minuten anbraten oder bis die Zwiebeln durchscheinend werden.

3. Äpfel dazugeben und 3-5 Minuten kochen lassen oder bis sie zu karamellisieren beginnen. Zimt, Ingwer, Knoblauch dazugeben und noch ein oder zwei Minuten kochen lassen, bis es duftet.

4. Kürbispüree und Brühe hinzufügen. Die Hitze auf hohe Stufe stellen und zum Kochen bringen. Nach dem Kochen die Hitze reduzieren und ca. 20 Minuten köcheln lassen.

5. Übertragen Sie die Suppe in eine Küchenmaschine oder verwenden Sie einen Stabmixer. Mischen, bis es glatt wird. Nach Belieben würzen.

6. Eine gute Menge Suppe in Schalen schöpfen. Mit Kürbiskernen und Speckchips bestreuen.

7. Heiß servieren und genießen!

Würzige Jicama-Pommes in Schnürsenkelform

Zutaten:

- 1 Stück große Jicama (zu Nudeln gewunden)
- 2 Esslöffel Olivenöl zum Nieselregen
- Eine Prise Salz nach Belieben
- 1 Esslöffel Zwiebelpulver
- 2 Esslöffel Cayennepfeffer
- 2 Esslöffel pulverisierter Chili

Zubereitung:

1. Heizen Sie Ihren Ofen auf 405 Grad vor.

2. Legen Sie Ihre Jicama-Nudeln auf ein Backblech und schneiden Sie sie in kleine Nudeln, so dass sie wie Schnürsenkel-Fritten aussehen.

3. Mit Olivenöl beträufeln und leicht wenden, um die Nudeln gleichmäßig zu bestreichen.

4. Die Jicama-Nudeln mit Salz, Cayennepfeffer, Zwiebelpulver und Chilipulver würzen. Nochmals leicht werfen, damit die Gewürze und Gewürze gleichmäßig verteilt werden. Achten Sie darauf, dass Sie die Nudeln nicht überfüllen, um ein Zusammenkleben zu vermeiden.

5. 15 Minuten backen und dann umdrehen, um sie erneut für weitere 10 bis 10 Minuten oder bis zur gewünschten Knusprigkeit zu backen.

6. Heiß servieren und den Snack genießen!

Schneller Maissalat

Zutaten:

- 1 Tasse gefrorener Mais
- 1 Esslöffel grüner Pfeffer, gehackt
- 2 grüne Zwiebeln, dünn geschnitten
- ¼ Tasse fettfreie Mayonnaise
- ¾ Teelöffel gemahlener Senf
- 2 Esslöffel Zitronensaft
- ¼ Teelöffel Zucker
- Salz und Pfeffer nach Belieben
- Blattsalat *(optional zum Garnieren)*

Zubereitung:

1. In einer kleinen Rührschüssel den gemahlenen Senf, die Mayonnaise, den Zitronensaft und den Zucker mischen. Vermengen, bis alles gut vermischt ist. Mais, grünen Pfeffer und grüne Zwiebeln

unterrühren. Nach Belieben mit Salz und Pfeffer würzen. Abdecken und ca. 4 Stunden im Kühlschrank aufbewahren. Auf Wunsch auf Blattsalat servieren.

Leicht zu backende Grünkohl-Chips

Zutaten

- 1 Esslöffel Olivenöl oder Kokosöl
- 3 bis 4 Grünkohlblätter
- Gewürzmischungen wie Pfeffer, Oregano, Thymian, Basilikum, rote Pfefferflocken und Salbei (je nach Wunsch)

Zubereitung

1. Erwärmen Sie Ihren Ofen auf 350 Grad F.
2. Grünkohl ausspülen und Blatt zerfetzen. Entsorgen Sie die Stiele.
3. In einem wiederverschließbaren Beutel oder Plastikbehälter das Olivenöl, die Kohlblätter und die von Ihnen gewünschten Gewürze hinzufügen. Versiegeln und vermischen Sie die Zutaten, bis alle Blätter gründlich beschichtet sind.

4. Die Blätter auf einer Blechpfanne verteilen. Achten Sie darauf, dass die Blätter ausreichend geöffnet sind, um das Backen zu gewährleisten.

5. Die Grünkohlblätter ca. 12 Minuten backen oder bis sie an den Rändern knusprig werden.

6. Herausnehmen und in eine Schüssel legen, um sie einige Minuten lang abzukühlen. Guten Appetit!

Gurken-Heidelbeer-Smoothie

Zutaten

- 1 Tasse Kokosmilch
- 1 Esslöffel Zitronensaft
- 2 Stück einer großen Gurke (gewürfelt und geschält)
- 1 Tasse Heidelbeeren (gefroren)

Zubereitung

1. Geben Sie alle Zutaten in Ihren Mixer. Verarbeiten, bis alles glatt ist.
2. In ein Glas geben und genießen!

Gebackene Apfel-Chips

Zutaten

- 2-3 Stück Äpfel

- Zimt (gemahlen)

Zubereitung

1. Erwärmen Sie Ihren Ofen auf 220 Grad F.

2. Richten Sie Ihr Blech mit Pergamentpapier aus und legen Sie es beiseite.

3. In der Zwischenzeit die Äpfel in dünne Scheiben schneiden und auf dem Blech verteilen. Achten Sie darauf, sie gleichmäßig abzudecken und ein Überlappen zu vermeiden. Zimt darüber streuen und in den Ofen stellen.

4. Etwa eine Stunde backen, um es auszutrocknen, dann die andere Seite umdrehen. Noch eine Stunde kochen lassen.

5. Aus dem Ofen nehmen und abkühlen lassen.

Servieren und genießen!

Getreidefreie Brownie-Happen

Zutaten

- 1 ½ Tassen Walnüsse
- 1 Teelöffel Vanille
- Eine Prise Salz
- 1/3 Tasse Kakaopulver (ungesüßt)
- 1 Tasse Datteln (entkernt)

Zubereitung

1. Verwenden Sie Ihre Küchenmaschine oder Ihren Mixer und geben Sie Salz und Walnüsse hinzu. Pulsieren, bis die Walnüsse fein gemahlen sind.

2. Vanille, Kakaopulver und Datteln in den Mixer geben. Verarbeiten, bis alles gut vermischt ist. Während Ihr Mischer noch läuft, geben Sie eine kleine Menge Wasser hinzu, nur um sicherzustellen, dass die Mischung zusammenhält.

3. Die Mischung in eine Schüssel geben und mit den Händen zu Kugeln formen. In einem Behälter aufbewahren. Vergewissern Sie sich, dass es luftdicht ist. Das kann bis zu einer Woche dauern. Guten Appetit!

Quinoa-Gemüse-Salat

Zutaten:

- ½ Tasse Quinoa, gespült
- ½ Tasse gefrorene Erbsen, aufgetaut
- 1 Schalotte, gehackt
- 1 kleine Karotte, geschreddert
- 1 Tasse Traubentomaten, in zwei Hälften geschnitten
- 1 Esslöffel frischer Thymian, gehackt
- 1 Esslöffel frische Petersilie, gehackt
- 2 Tassen frischer Spinat
- 1 Tasse Wasser
- 1 Esslöffel Balsamico-Essig
- 2 Esslöffel Zitronensaft
- 1 ½ Teelöffel Dijon-Senf
- 2 Teelöffel Olivenöl

- ¼ Teelöffel Zucker
- 1/8 Teelöffel Pfeffer
- ¼ Teelöffel Salz

Zubereitung:

1. In einem kleinen Topf das Wasser zum Kochen bringen. Quinoa hinzufügen. Die Hitze reduzieren, abdecken und ca. 12 bis 15 Minuten köcheln lassen oder bis die Flüssigkeit vollständig aufgenommen ist. Vom Herd nehmen und mit einer Gabel aufschütteln. Den gekochten Quinoa in eine große Schüssel geben und vollständig abkühlen lassen. Die Traubentomaten, Erbsen, Schalotten und Karotten hinzufügen.

2. In einer kleinen Rührschüssel den Balsamico-Essig, Zitronensaft, Thymian, Petersilie, Olivenöl, Dijon-Senf, Zucker, Pfeffer und Salz vermengen. Quinoa-Mischung darüber träufeln und wenden, bis alles gut beschichtet ist. Bis zum Servieren abkühlen lassen.

Nach dem Servieren den Spinat in die Servierplatte geben und mit dem Quinoa-Salat belegen.

Smoothie mit Minze, Gurke und grüner Apfel

Zutaten

- Saft aus einer halben Limette
- ½ Becher griechischer Joghurt (fettfrei)
- ¼ Tasse Gurke (gehackt und geschält)
- 1 kleiner grüner Apfel (geschnitten und entkernt)
- ¼ Tasse Babyspinat (frisch)
- ½ Teelöffel Minze (frisch)
- ¼ Tasse Kokosnusswasser (ungesüßt)
- 2 Tassen Eis

Zubereitung

Legen Sie alle Zutaten in Ihren Mixer. Gut vermischen, bis alles glatt ist. In ein Glas geben und genießen!

Grünkohl-Birnen-Smoothie

Zutaten

- ½ Tasse geschälte grüne Trauben
- ½ von Birne (gehackt)
- ½ von geschälter Orange
- ½ Tasse Grünkohl
- Eine Tasse Wasser
- 1 Stück Banane (gehackt)
- 2 Eiswürfel

Zubereitung

Geben Sie Wasser, Orange, Grünkohl und Trauben in den Mixer. Bei langsamer Geschwindigkeit ca. 60 Sekunden lang mischen und dann Banane, Birne und die Eiswürfel hinzufügen. Mischen, bis alles glatt ist. In ein Glas geben und genießen!

SCHLUSSWORTE

Nochmals vielen Dank, dass Sie dieses Buch gekauft haben!

Ich hoffe wirklich, dass dieses Buch Ihnen helfen wird.

Der nächste Schritt ist, dass Sie <u>sich für unseren E-Mail-Newsletter anmelden</u>, um über neue Buchveröffentlichungen oder Werbeaktionen informiert zu werden. Sie können sich kostenlos anmelden und erhalten als Bonus unser Buch „*7 Fitnessfehler, von denen Sie nicht wissen, dass Sie sie machen*"! Dieses Bonusbuch bricht viele der häufigsten Fitnessfehler auf und entmystifiziert viele der Komplexitäten und der Wissenschaft, sich in Form zu bringen. Wenn Sie all diese Fitnesskenntnisse und -wissenschaften in einem umsetzbaren, schrittweisen Buch zusammengefasst haben, können Sie auf Ihrer Fitnessreise in die richtige Richtung starten! Um an unserem kostenlosen E-Mail-Newsletter teilzunehmen und Ihr kostenloses Buch zu erhalten, besuchen Sie bitte den Link und melden Sie sich an: **www.hmwpublishing.com/gift**

Wenn Ihnen dieses Buch gefallen hat, dann möchte ich Sie um einen Gefallen bitten, wären Sie so freundlich, eine Rezension für dieses Buch zu hinterlassen? Ich wäre Ihnen sehr dankbar!

Vielen Dank und viel Glück auf Ihrer Reise!

ÜBER DEN CO-AUTOR

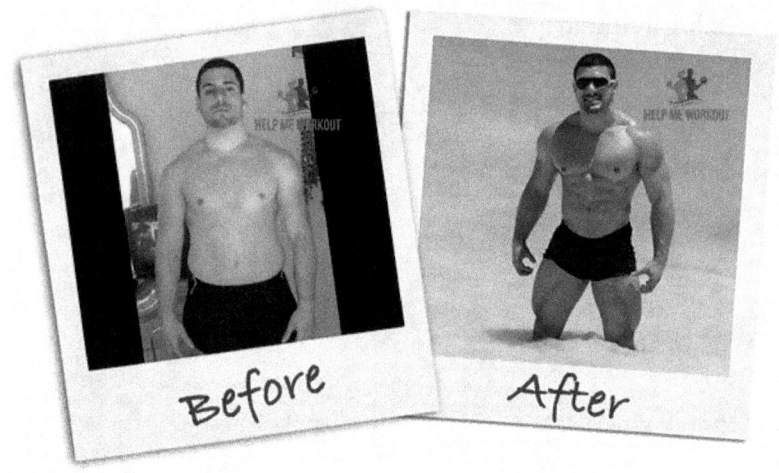

Mein Name ist George Kaplo. Ich bin ein zertifizierter Personal Trainer aus Montreal, Kanada. Ich beginne damit zu sagen, dass ich nicht der breiteste Typ bin, den Sie jemals treffen werden, und das war nie wirklich mein Ziel. Tatsächlich habe ich begonnen, meine größte Unsicherheit zu überwinden, als ich jünger war, was mein Selbstvertrauen war. Das lag an meiner Größe von nur 168 cm (5 Fuß 5 Zoll), die mich dazu drängte, alles zu versuchen, was ich jemals im Leben erreichen wollte.

Möglicherweise stehen Sie gerade vor einigen Herausforderungen oder Sie möchten einfach nur fit werden, und ich fühle mit Sicherheit mit Ihnen mit.

Ich persönlich war immer ein bisschen an der Gesundheits- und Fitnesswelt interessiert und wollte wegen der zahlreichen Mobbingfälle in meinen Teenagerjahren wegen meiner Größe und meines übergewichtigen Körpers etwas Muskeln aufbauen. Ich dachte, ich könnte nichts gegen meine Körpergröße tun, aber ich kann sicher etwas dagegen tun, wie mein Körper aussieht. Dies war der Beginn meiner Transformationsreise. Ich hatte keine Ahnung, wo ich anfangen sollte, aber ich habe gerade erst angefangen. Ich war manchmal besorgt und hatte Angst, dass andere Leute sich über mich lustig machen würden, wenn sie die Übungen falsch machten. Ich wünschte immer, ich hätte einen Freund neben mir, der sich auskennt, um mir den Einstieg zu erleichtern und mich mit allem vertraut gemacht hätte.

Nach viel Arbeit, Studium und unzähligen Versuchen und Irrtümern begannen einige Leute zu bemerken, wie ich fit wurde und wie ich anfing, mich für das Thema zu interessieren. Dies führte dazu, dass viele Freunde und neue Gesichter zu mir kamen und mich um Rat fragten. Zuerst kam es mir seltsam vor, als Leute mich baten, ihnen zu helfen, in Form zu kommen. Aber was mich am Laufen hielt, war, als sie Veränderungen in ihrem eigenen Körper bemerkten und mir sagten, dass es das erste Mal war, dass sie echte Ergebnisse sahen! Von dort kamen immer mehr Leute zu mir und mir wurde klar, dass es mir nach so viel Lesen und Lernen in diesem Bereich geholfen hat, aber es erlaubte mir auch, anderen zu helfen. Ich bin jetzt ein vollständig zertifizierter Personal Trainer und habe zahlreiche Kunden trainiert, die erstaunliche Ergebnisse erzielt haben.

Heute besitzen und betreiben mein Bruder Alex Kaplo (ebenfalls zertifizierter Personal Trainer) und ich dieses Verlagsprojekt, in dem wir leidenschaftliche und erfahrene

Autoren zusammenbringen, um über Gesundheits- und Fitnessthemen zu schreiben. Wir betreiben auch eine Online-Fitness-Website „HelpMeWorkout.com". Ich würde mich freuen, wenn ich Sie einladen darf, diese Website zu besuchen und sich für unseren E-Mail-Newsletter anmelden (Sie erhalten sogar ein kostenloses Buch).

Zu guter Letzt, wenn Sie in der Position sind, in der ich einmal war und Sie etwas Hilfe wünschen, zögern Sie nicht und fragen Sie… Ich werde da sein, um Ihnen zu helfen!

Ihr Freund und Coach,

George Kaplo
Zertifizierter Personal Trainer

Ein weiteres Buch kostenlos herunterladen

Ich möchte mich bei Ihnen für den Kauf dieses Buches bedanken und Ihnen ein weiteres Buch (genauso lang und wertvoll wie dieses Buch), „7 Fitnessfehler, von denen Sie nicht wissen, dass Sie sie machen", völlig kostenlos anbieten.

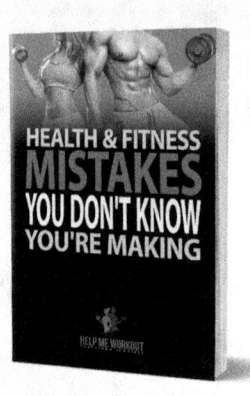

Klicken Sie auf den untenstehenden Link, um sich anzumelden und es zu erhalten:

www.hmwpublishing.com/gift

In diesem Buch werde ich 7 der häufigsten Fitnessfehler aufschlüsseln, die einige von Ihnen wahrscheinlich begehen, und ich werde zeigen, wie Sie sich leicht in die beste Form Ihres Lebens bringen können!

Zusätzlich zu diesem wertvollen Geschenk haben Sie auch die Möglichkeit, unsere neuen Bücher kostenlos zu bekommen, Werbegeschenke zu erhalten und andere wertvolle E-Mails von mir zu erhalten. Besuchen Sie auch hier den Link, um sich anzumelden:

www.hmwpublishing.com/gift

Copyright 2017 von HMW Publishing - Alle Rechte vorbehalten.

Dieses Dokument von HMW Publishing im Besitz der Firma A&G Direct Inc ist darauf ausgerichtet, genaue und zuverlässige Informationen in Bezug auf das behandelte Thema und den behandelten Sachverhalt bereitzustellen. Die Publikation wird mit dem Gedanken verkauft, dass der Verlag keine buchhalterischen, behördlich zugelassenen oder anderweitig qualifizierten Dienstleistungen erbringen muss. Wenn rechtliche oder berufliche Beratung erforderlich ist, sollte eine in diesem Beruf praktizierte Person bestellt werden.

Aus einer Grundsatzerklärung, die von einem Ausschuss der American Bar Association und einem Ausschuss der Verlage und Verbände gleichermaßen angenommen und gebilligt wurde.

Es ist in keiner Weise legal, Teile dieses Dokuments in elektronischer Form oder in gedruckter Form zu re-produzieren, zu vervielfältigen oder zu übertragen. Das Aufzeichnen dieser Veröffentlichung ist strengstens untersagt, und eine Speicherung dieses Dokuments ist nur mit schriftlicher Genehmigung des Herausgebers gestattet. Alle Rechte vorbehalten.

Die hierin bereitgestellten Informationen sind wahrheitsgemäß und konsistent, da jede Haftung in Bezug auf Unachtsamkeit oder auf andere Weise durch die Verwendung oder den Missbrauch von Richtlinien, Prozessen oder Anweisungen, die darin enthalten sind, in der alleinigen und vollständigen Verantwortung des Lesers des Empfängers liegt. In keinem Fall wird der Herausgeber für Reparaturen, Schäden oder Verluste aufgrund der hierin enthaltenen Informationen direkt oder indirekt rechtlich verantwortlich oder verantwortlich gemacht.

Die hierin enthaltenen Informationen werden ausschließlich zu Informationszwecken angeboten und sind daher universell. Die Darstellung der Informationen erfolgt ohne Vertrag oder Garantiezusage.

Die verwendeten Marken sind ohne Zustimmung und die Veröffentlichung der Marke ist ohne Erlaubnis oder Unterstützung durch den Markeninhaber. Alle Warenzeichen und Marken in diesem Buch dienen nur zu Erläuterungszwecken und gehören den Eigentümern selbst und sind nicht mit diesem Dokument verbunden.

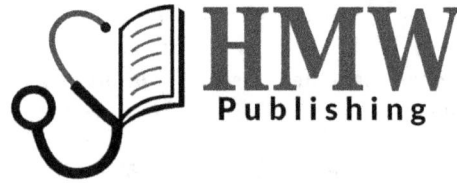

Für weitere tolle Bücher besuchen Sie uns:

HMWPublishing.com

www.ingramcontent.com/pod-product-compliance
Lightning Source LLC
LaVergne TN
LVHW011724060526
838200LV00051B/3015